# Dieta Sirt

I0135875

Scopri il potere delle sirtuine per una rapida perdita di peso e una vita sana

*(Scopri come attivare i geni magri che controllano il tuo metabolismo)*

**Berardino Costantini**

# Tabella Dei Contenuti

# Introduzione

Sei alla ricerca di una dieta che migliori il tuo metabolismo e favorisca la perdita di peso? Sei stanco di provare diete alla moda che promettono risultati rapidi ma che risultano insostenibili a lungo termine? Vuoi perdere peso senza dover necessariamente rinunciare al gusto dei tuoi piatti preferiti? Se la risposta a queste domande è 'sì', la Dieta Sirt è la soluzione perfetta per te.

La dieta Sirt agisce attivando le Sirtuine, un utile gruppo di proteine presenti nell'uomo. A differenza di altre diete alla moda che comportano una forte restrizione calorica, questa dieta incoraggia modelli alimentari sani. Migliorando i meccanismi interni e le capacità curative del tuo corpo attraverso il consumo di cibi ricchi di Sirtuine, puoi raggiungere i tuoi obiettivi di fitness, perdita di peso e salute. Tutto quello che devi fare è apportare alcuni cambiamenti dietetici, assicurarti di seguirli e osservare i chili in più 'sciogliersi'.

In questo libro scoprirai cos'è la Dieta Sirt, come funziona, qual è il potere segreto delle Sirtuine e tanti consigli utili per attivare i tuoi geni magri. Conoscerai anche i diversi benefici che questa dieta offre e le ragioni per cui funziona per tutti. Questo libro include una panoramica approfondita dei diversi alimenti che puoi consumare e suggerimenti per massimizzare i benefici che la Dieta Sirt offre mentre ti addentri in questo nuovo modello alimentare.

Attualmente sono presenti diversi libri relativi alla Dieta Sirt sul mercato, ma questo si distingue dagli altri in quanto tutte le informazioni contenute al suo interno sono supportate da ricerche specifiche che ti aiuteranno a cogliere la reale essenza di questa dieta, a comprenderne il suo effettivo funzionamento e ad applicarla con efficacia.

Il libro comprende anche una vasta gamma di ricette dietetiche Sirt suddivise per categorie, così avrai sempre a disposizione gustose ricette per ogni pasto della giornata. L'enorme numero di ricette ti assicurerà di non annoiarti mangiando la stessa cosa più e più volte. Essendo ognuno di questi piatti delizioso e facile da preparare, non vedrai l'ora di cucinare e gustare il tuo prossimo pasto.

Un ulteriore punto a favore di questa dieta sta nel fatto che gli ingredienti utilizzati sono facilmente reperibili e seguirla non sarà dispendioso in termini economici. Assicurati solo di avere una dispensa adatta al cibo Sirt, scegli una ricetta che ti piace e inizia.

Allora, non vedi l'ora di saperne di più su questa incredibile dieta? Se la risposta è 'sì', cominciamo! Una volta conclusa la lettura libro, se ti fa piacere, lascia una recensione su Amazon. Mi piacerebbe conoscere la tua opinione su quanto appreso, i tuoi risultati e i traguardi raggiunti!

# Capitol 1: La Scienza Dietro A Tutto

## Questo

La dieta sirt non può essere classificata né a basso contenuto di carboidrati né a basso contenuto di grassi. Questa dieta è molto diversa dai suoi molti precursori, pur sostenendo molte delle stesse cose: l'ingestione di cibi sani, a base di vegetali. Come suggerisce il nome, si tratta di una dieta a base di sirtuine, ma cosa sono le sirtuine e perché non ne avete mai sentito parlare prima?

Possono essere trovati in tutte le vostre cellule e nelle cellule di ogni animale del pianeta. Le sirtuine si trovano in quasi tutti gli organismi viventi e in quasi tutte le parti della cellula e controllano ciò che accade al suo interno. La società di integrazione Elysium Health, dopo uno specifico studio sulle cellule, ha constatato che le Sirtuine aiutano le cellule a reagire ai cambiamenti interni ed esterni e governano ciò che viene fatto, quando viene fatto, e da chi viene fatto.

Delle sette sirtuine, una lavora nel citoplasma della cellula, tre nei mitocondri della cellula e altre tre nel nucleo della cellula. Hanno un ampio numero di lavori da eseguire, ma per lo più rimuovono gruppi acetilici da altre proteine. Questi gruppi acetilici segnalano che la proteina a cui sono attaccati è disponibile per svolgere la sua funzione.

Le sirtuine sembrano piuttosto cruciali per le normali funzioni del vostro corpo, quindi perché non ne avete mai sentito parlare prima?

Le sirtuine hanno dimostrato di prolungare la vita nel lievito e nei topi.

Non c'è, finora, nessuna prova dello stesso effetto negli esseri umani, tuttavia, queste sirtuine sono presenti in quasi tutte le forme di vita e molti scienziati sperano che se gli organismi così distanti tra loro come il lievito e i topi possono vedere lo stesso effetto dall'attivazione delle sirtuine, questo può estendersi anche agli esseri umani.

**Fatti divertenti sulle Sirtuine:**

I topi che sono stati progettati per avere alti livelli di SIRT-2 sono sia più attivi che più magri del normale, mentre i topi che mancano del tutto di SIRT-2 sono più grassi e più soggetti a varie condizioni metaboliche.

Aggiungete il fatto che i livelli di SIRT-2 sono molto più bassi nelle persone obese rispetto a quelle con peso "forma" e l'ipotesi dell'importanza delle sirtuine nella perdita di peso diventa convincente.

Cambiando in modo duraturo la vostra dieta e aggiungendo i migliori cibi sirt al vostro piano alimentare, gli autori della dieta Sirt credono che tutti possano raggiungere una salute migliore, il tutto senza perdere massa muscolare.

L'esercizio fisico e la restrizione calorica sono entrambe fonti di stress che incoraggiano i nostri corpi ad adattarsi a un cambiamento. Se lo stress diventa troppo forte il risultato può essere un trauma, il corpo può anche "morire", ma a livelli più bassi, ci adattiamo e questo stress temporaneo e di basso livello è la chiave per molti cambiamenti fisiologici e miglioramenti.

Ad esempio, lo stress sui muscoli, sufficiente ma non troppo, è ciò che fa aumentare la massa muscolare del corpo.

Allo stesso modo, gli autori della dieta Sirt hanno scoperto che quando il corpo è stressato, per l'esercizio fisico o per l'assunzione di poche calorie, l'effetto delle Sirtuine entra in gioco, ed è proprio questo effetto che può essere prodotto da una dieta ricca di cibi SIRT.

## Capitol 2: Gli Alimenti Che Stimolano

## Le Sirtuine

È la natura che ci fa capire qual è il cibo sirt per eccellenza, pensiamo per un attimo agli uomini oppure agli animali, quando interviene un esigenza per soddisfarla ci spostiamo, non siamo stanziali in un posto, questo per noi è un bene di certo ma vi dico questo per farvi capire il concetto degli alimenti sirt. Adesso spostiamo la nostra attenzione sulle piante, qualsiasi necessita abbiano devono trovare il modo di soddisfarla dove sono, per esempio se hanno caldo non possono spostarsi, devono aspettare l'acqua o che sopraggiunga l'ombra, in questo modo alcune specie vegetali hanno sviluppato delle proprietà: i polifenoli, le stesse che se consumate da noi vanno ad attivare quel meraviglioso processo di risveglio all'interno del nostro organismo.

Ed è in questo modo che ci rendono più resistenti allo stress, ovviamente non dobbiamo alimentarci solo di vegetali, i creatori del metodo hanno selezionato venti alimenti che vanno ad attivare le sirtuine quindi non ci resta altro che seguire le ricette proposte oppure andare a crearne delle nostre senza dimenticare quei preziosi ingredienti che danno la carica al nostro metabolismo.

È una dieta che non ci obbliga a fare troppi sacrifici e ci permette di raggiungere quei risultati che forse da troppo tempo inseguivamo senza successo.

Vediamo nel dettaglio i venti cibi sirt che sono in grado di svegliare il gene magro:

nel vino rosso si trovano i seguenti attivatori della sirtuina: resveratrolo e piceatannolo. Si può affermare che la ricerca sia partita da qui e dal secondo ingrediente ritenuto come l'elemento fondamentale del processo. Esiste un vino che ne contiene più degli altri ed è il Pinot nero. Il vino contiene i preziosi polifenoli, che aiutano a contrastare le malattie del cuore, delle ossa e prevengono i tumori.

l'attivatore della sirtuina si chiama l'epicatechina. Il cioccolato per essere considerato un vero alimento sirt ne deve contenere almeno 10 6 % circa di cacao. Esistono in commercio moltissimi tipi di cioccolato quindi in questo caso è bene prestare attenzione all'etichetta. Il cioccolato non è solo buono, contiene vitamine e Sali minerali e ci aiuta a combattere l'invecchiamento. Inoltre, grazie alla teobromina ci aiuta a mantenere la concentrazione, la serotonina ci infonde quel senso di benessere. Non solo è un alimento goloso che viene consumato così oppure impiegato nella preparazione dei dolci ma fa davvero bene al nostro organismo.

contiene molti minerali tra cui il calcio, il fosforo e il magnesio, tantissime vitamine, è composto per circa il 10 0% da acqua ed è per questo che svolge anche un azione diuretica. I nutrienti attivatori nel sedano sono l'apigenina e la luteolina.

In commercio troviamo due qualità di sedano, uno bianco e uno verde, vi consiglio quest'ultimo in quanto è molto ricco di proprietà rispetto alla varietà bianca che avendo subito un processo di sbiancamento non ha tutti i requisiti per attivare la preziosa sirtuina.

è un tipo di peperoncino molto piccante, per questo motivo vi consiglio di utilizzarlo con molta moderazione. Aiuta ad attivare la sirtuina in quanto è ricco di luteolina e miricetina.

Favorisce una buona digestione, migliora la circolazione in quanto ha proprietà vasodilatatrici, è ricco di vitamina C e di vitamina E, aiuta il rafforzamento del sistema immunitario e si dice che sia anche un ottimo afrodisiaco.

Consiglio di privilegiare questa qualità, conosciuta anche con il nome di thailandese. Nelle tue preparazioni utilizzalo in piccole quantità soprattutto le prime volte e ricordati di togliere sempre i semi.

i principi attivatori del cavolo sono il kaempferol e la quercetina. Ne possiede grandi quantità ed è per questo che è l'alimento principe della dieta.

il grano saraceno è utilizzato nella preparazione degli impasti, è ricco di fibre minerali importanti e soprattutto non contiene glutine, per questo motivo si presta nelle preparazioni anche per chi ha problemi di celiachia. Il principio attivatore qui si chiama rutina, le sue proprietà sono antiinfiammatorie ed antiossidanti.

Una curiosità che forse in molti non sanno, l'uso del grano saraceno è diffuso tra i monaci buddisti lo portano con sé nei loro viaggi perché è un ottima fonte di nutrimento, in effetti le sue origini sono cinesi, anche se adesso per tutti questi buoni motivi è molto diffuso anche in Europa.

gli attivatori della sirtuina sono l'acido gallico e l'acido caffeico. Essendo il dattero un cibo con un alta percentuale di zuccheri può apparire inusuale il suo impiego, invece no, perché lo zucchero presente nei datteri è naturale e contiene i polifenoli che attivano la produzione della sirtuina.

Per quanto siano indicati e bene consumarli in maniera limitata senza abusarne, chi soffre di malattie legate al diabete dovrebbe evitare il consumo. Contengono molti Sali minerali e sono degli antinfiammatori naturali. Consiglio di utilizzare quelli freschi in quanto mantengono tutte le loro proprietà.

i capperi hanno proprietà antiinfiammatorie e antitumorali, gli attivatori della sirtuina nei capperi si chiamano kaempferol e quercetina.

Sono in grado di ridurre il livello di zuccheri nel sangue, spesso vengono consigliati anche nell'alimentazione dei diabetici o di chi soffre di iperglicemia.

I capperi non sono dei frutti ma bensì dei fiori, crescono in territori aridi e sassosi, è una pianta molto diffusa in tutto il mediterraneo. Sono ricchi di nutrienti che stimolano il processo del gene magro.

Inoltre, il loro apporto calorico è davvero basso solo 26 calorie per 2 00 grammi, contengono pochissimo carboidrati e tanta acqua, oltre a minerali importanti.

i principi che attivano la sirtuina si chiamano acido caffeico e acido clorogenico. Il caffè è un valido alleato a patto di non abusarne, le sue proprietà proteggono diversi organi come per esempio il fegato, un consumo equilibrato allontana molte malattie neurodegenerative e alcuni tumori è un antiossidante e fa bene al sistema cardiocircolatorio, contiene vitamine e sali minerali preziosi.

gli attivatori si chiamano oleuropeina e idrossitirosolo. Già nei tempi dei greci veniva citato come la cura per tutti i mali.

L'olio contiene dei preziosi acidi grassi, svolge anche una funzione antinfiammatoria e abbassa i livelli del colesterolo, contiene anche dei principi antiossidanti che prevengono l'invecchiamento.

Consiglio di preferire tra i tanti tipi di olio quello extravergine. Il motivo risiede nella spremitura, quello extravergine viene ottenuto con la prima spremitura ed è molto ricco di polifenoli. Nonostante sia benefico non eccediamo con il suo uso nel condimento o nella preparazione degli alimenti.

il nutriente attivatore si chiama gallato di epigallocatechina. Questa tipologia di tè verde è diversa da quella che siamo abituati a consumare, viene venduta in polvere e non in bustine. È una pianta di tè che cresce all'ombra è presenta proprietà maggiori rispetto alle altre varietà.

Svolge una grande azione antiossidante nel nostro organismo contrasta in maniera efficace l'invecchiamento, contiene Sali minerali e vitamine, grazie a tutti i suoi preziosi componenti risveglia il nostro metabolismo e ci aiuta a sciogliere i grassi. Ma non solo è molto efficace a sciogliere lo stress e l'ansia. Non tutti i tè sono uguali ed è bene fare attenzione alle differenze se vogliamo ottenere un risultato.

qui l'attivatore della sirtuina si chiama quercitina.

Il sedano di monte conosciuto anche come levistico è una pianta che si presta a molti usi, il suo sapore molto forte ricorda quello del sedano e del prezzemolo.

Ai tempi dei romani era considerata una pianta dalle proprietà afrodisiache, tant'è che Carlo Magno la fece coltivare nel suo giardino in grande quantità.

Oggi in pochi la conoscono, ma vi posso dire che è una pianta dalle qualità innegabili e la dieta sirt in qualche modo ce la fa riscoprire.

il prezzemolo viene spesso utilizzato in cucina come decorazione, in molti ignorano le sue proprietà benefiche. I nutrienti attivatori si chiamano apigenina e miricetina.

Io consiglio di utilizzarlo a crudo in molti piatti, per beneficiare di tutte le sue proprietà come la vitamina C, basti pensare che una piccola quantità di prezzemolo contiene la vitamina C di un arancia.

Questa vitamina apporta veramente tanto all'organismo, da questo si capisce la sua importanza e perché il prezzemolo è un alimento prezioso, da usare in ogni piatto o centrifugato.

È utile anche come rinfrescante per l'alito a fine pasto, anche i Romani lo utilizzavano per tutti questi benefici.

il nutriente attivatore della sirtuina si chiama luteolina.

La cicoria rossa è conosciuta in molte regioni come radicchio, ha un sapore deciso e abbastanza amarognolo, ma in compenso è molto ricca dei nutrienti fondamentali di questa dieta, tantissimi minerali e vitamine, aiuta a curare diverse patologie come la psoriasi e le malattie cardiovascolari.

il principio attivatore nella cipolla rossa si chiama quercitina. È la verdura con la più alta concentrazione di questo principio, possiamo consumare anche le altre varietà di cipolle anche se ne contengono un po' meno di questi principi.

Le cipolle hanno delle forti proprietà antibiotiche e diuretiche, contengono tanti Sali minerali e vitamine, aiutano in modo naturale a curare molte infiammazioni come quelle alle vie respiratorie. Consiglio di consumarle crude, anche se il loro sapore è un po' forte è possibile tagliarle sottilmente per aggiungerle alle insalate o ad altre preparazioni.

i nutrienti attivatori della sirtuina sono la quercitina e il kaempferol. La rucola veniva considerata un afrodisiaco e fu coltivata per la prima volta dai romani. Le varietà più diffuse in commercio sono due, una è la rucola insalata e l'altra è la rucola selvatica.

Si possono consumare entrambe a volontà in quanto sono dei potenti attivatori della sirtuina, ricche di vitamine e di Sali minerali, come il calcio che fa molto bene alle ossa. Inoltre, è una verdura molto profumata che da quel gusto in più ai piatti.

i nutrienti attivatori della sirtuina presenti nella soia si chiamano daidzeina e formononetina.

La soia dona un gusto unico alle nostre preparazioni. Inoltre, ha molte proprietà, ricca di vitamine e sali minerali come il potassio e il fosforo. Fa parte della famiglia dei fagioli ed è una fonte di proteine vegetali. Regola i processi intestinali, e aiuta le donne a curare i disturbi premestruali e della menopausa.

L'unica raccomandazione consiste nell'evitare i prodotti che contengano del glutammato di sodio, in quanto è un ingrediente creato in maniera artificiale che ne riproduce il sapore ma non ci apporta tutti i benefici.

il nutriente attivatore nelle fragole si chiama fisetina. La fragola contiene lo Xilitolo ci aiuta a contrastare l'alitosi e previene la placca dentale, inoltre favorisce la diuresi.

Ha un basso livello di zuccheri, se vengono associate ad alimenti ricchi di carboidrati contribuiscono ad abbassare la richiesta di insulina, in questa maniera il cibo diviene una fonte di energia con un rilascio lento, questo ci permette di contrastare i temuti attacchi di fame.

la curcumina attiva le sirtuine. Viene impiegato nella medicina delle culture orientali come antinfiammatorio, è considerato un antitumorale in quanto contiene un enzima che blocca lo svilupparsi delle cellule cancerogene.

È ottima per la cura della pelle e non solo. La si potrebbe definire una polvere dai mille usi, preziosa alleata nella nostra dieta.

il nutriente attivatore della sirtuina è l'acido gallico. Le noci non sono ipocaloriche eppure contribuiscono grazie alle loro proprietà alla perdita di peso, inoltre migliorano molti processi metabolici. Sono ottime nella dieta senza però esagerare con le dosi, squisite nelle insalate, nei dolci o negli spuntini, sono un cibo nutriente che fa bene a tutto l'organismo, in quanto contengono vitamine e sali minerali.

Regolano il metabolismo perché vanno a normalizzare i livelli di insulina nel sangue. Contengono la melatonina un regolatore del riposo notturno. Come ho detto sono un cibo calorico ma non per questo motivo vanno bandite da una dieta, come abbiamo visto sono davvero tanti i vantaggi che apportano.

Vi ho presentato i cibi che attivano la sirtuina, come vedete ce ne sono alcuni calorici eppure non sono stati esclusi in quanto i benefici che apportano son maggiori.

Nelle giuste quantità si può mangiare tutto basta che non sia del cibo spazzatura! La dieta sirt è una delle poche diete che non toglie ma tende ad includere nel suo piano alimentare e questo a mio avviso rappresenta una vera rivoluzione.

## Capitolo 3: Il Succo Verde

Prima di vedere il piano settimanale della dieta Sirt, ora ci concentriamo sull'alimento base di questo piano alimentare, ovvero il succo verde. Gli alimenti che servono per preparare tale succo, sono costituiti da particolari nutrienti che permettono al corpo di dimagrire proprio come farebbe il digiuno.

Nella dieta Sirt, i succhi sono una versione concentrata dei nutrienti e funzionano ancora meglio se consumati da soli senza mangiare nient'altro. Ad esempio il tè verde matcha, contiene l'attivatore di sirtuine EGCG e se bevuto circa un'ora prima o due ore dopo il consumo di un pasto, viene assorbito molto meglio e questo comporta una sua maggiore resa. La percentuale di assorbimento supera addirittura il 66 %.

# Vediamo Ora Insieme Come Si

## Prepara Questo Succo Miracoloso.

INGREDIENTI:

- 20 g di prezzemolo

- 20g di levistico

- 350g di sedano verde è importante tenere le foglie. Corrisponde a circa tre gambi belli grossi.

- ½ mela di colore verde

- 100 g di cavolo verde riccio all'incirca corrisponde a due manciate

- 90 g di rucola che corrisponde a circa una manciata

- il succo di metà limone

- un cucchiaino di tè verde matcha

**Direzione:**

1. prendere un frullatore e inserire tutte le verdure, quindi azionare e centrifugare il tutto.

2. Da questa operazione si otterrà circa 6 0 ml di succo verde.

3. Poi aggiungere la mela, il sedano, il succo di limone e frullare il tutto.

4. Ora si otterrà circa 350 ml di succo verde. Prima di berlo aggiungere il cucchiaino di tè verde matcha e mescolare il tutto.

5. Quando la polvere del tè si è sciolta bene, il nostro succo è pronto.

6. Se noti che è troppo denso, puoi aggiungere dell'acqua rigorosamente naturale e fresca.

7. Se non hai tempo di preparare il succo sul momento, non preoccuparti, i polifenoli sono in grado di attivare le sirtuine per circa tre giorni, quindi è possibile preparare il composto anche in anticipo, in questo caso è importante mantenerlo al fresco in frigorifero.

## Capitolo 4: La Scienza Dietro A Tutto

## Questo

La dieta sirt non può essere classificata né a basso contenuto di carboidrati né a basso contenuto di grassi. Questa dieta è molto diversa dai suoi molti precursori, pur sostenendo molte delle stesse cose: l'ingestione di cibi sani, a base di vegetali. Come suggerisce il nome, si tratta di una dieta a base di sirtuine, ma cosa sono le sirtuine e perché non ne avete mai sentito parlare prima?

Possono essere trovati in tutte le vostre cellule e nelle cellule di ogni animale del pianeta. Le sirtuine si trovano in quasi tutti gli organismi viventi e in quasi tutte le parti della cellula, e controllano ciò che accade al suo interno. La società di integrazione Elysium Health, dopo uno specifico studio sulle cellule, ha constatato che le Sirtuine aiutano le cellule a reagire ai cambiamenti interni ed esterni e governano ciò che viene fatto, quando viene fatto, e da chi viene fatto.

Delle sette sirtuine, una lavora nel citoplasma della cellula, tre nei mitocondri della cellula e altre tre nel nucleo della cellula. Hanno un ampio numero di lavori da eseguire, ma per lo più rimuovono gruppi acetilici da altre proteine. Questi gruppi acetilici segnalano che la proteina a cui sono attaccati è disponibile per svolgere la sua funzione.

Le sirtuine sembrano piuttosto cruciali per le normali funzioni del vostro corpo, quindi perché non ne avete mai sentito parlare prima?

La prima sirtuina ad essere scoperta è stata SIR2, un gene scoperto negli anni '8

0 che controllava la capacità dei moscerini della frutta di accoppiarsi. Solo negli anni Novanta gli scienziati hanno scoperto altre proteine simili in quasi tutte le forme di vita. Ogni organismo aveva un numero diverso di sirtuine - i batteri ne hanno una e il lievito ne ha cinque. Gli esperimenti sui topi mostrano che hanno lo stesso numero degli esseri umani, sette.

Le sirtuine hanno dimostrato di prolungare la vita nel lievito e nei topi. Non c'è, finora, nessuna prova dello stesso effetto negli esseri umani, tuttavia, queste sirtuine sono presenti in quasi tutte le forme di vita e molti scienziati sperano che se gli organismi così distanti tra loro come il lievito e i topi possono vedere lo stesso effetto dall'attivazione delle sirtuine, questo può estendersi anche agli esseri umani.

Oltre alle sirtuine, il nostro corpo ha bisogno di un'altra sostanza chiamata nicotinammide adenina dinucleotide per il corretto funzionamento delle cellule. L'elisio paragona questa sostanza al denaro di cui ha bisogno un'azienda per continuare a funzionare.

Fatti divertenti sulle Sirtuine:

I topi che sono stati progettati per avere alti livelli di SIRT-2  sono sia più attivi che più magri del normale, mentre i topi che mancano del tutto di SIRT-2  sono più grassi e più soggetti a varie condizioni metaboliche.

Aggiungete il fatto che i livelli di SIRT-2 sono molto più bassi nelle persone obese rispetto a quelle con peso "forma" e l'ipotesi dell'importanza delle sirtuine nella perdita di peso diventa convincente.

Cambiando in modo duraturo la vostra dieta e aggiungendo i migliori cibi sirt al vostro piano alimentare, gli autori della dieta Sirt credono che tutti possano raggiungere una salute migliore, il tutto senza perdere massa muscolare.

## Per riassumere

L'esercizio fisico e la restrizione calorica sono entrambe fonti di stress che incoraggiano i nostri corpi ad adattarsi a un cambiamento. Se lo stress diventa troppo forte il risultato può essere un trauma, il corpo può anche "morire", ma a livelli più bassi, ci adattiamo e questo stress temporaneo e di basso livello è la chiave per molti cambiamenti fisiologici e miglioramenti.

Ad esempio, lo stress sui muscoli, sufficiente ma non troppo, è ciò che fa aumentare la massa muscolare del corpo.

Allo stesso modo, gli autori della dieta Sirt hanno scoperto che quando il corpo è stressato, per l'esercizio fisico o per l'assunzione di poche calorie, l'effetto delle Sirtuine entra in gioco, ed è proprio questo effetto che può essere prodotto da una dieta ricca di cibi SIRT.

## La Scoperta e la Storia delle Sirtuine

Come abbiamo già detto, ci sono quantità diverse di sirtuine in ogni creatura. Per esempio, il lievito ha cinque sirtuine, gli organismi microscopici ne hanno una, i topi ne hanno sette e l'essere umano ne ha sette.

Ciò ha portato all'identificazione che SIR2 avesse la qualità di far progredire la durata della vita nel lievito. È fondamentale notare che sono necessarie ulteriori ricerche sulle proprietà di SIR2 nelle persone. In laboratorio, Guarente, ha trovato che espellendo SIR2 dal lievito, ha ridotto di molto la loro durata di vita, mentre, aumentando la quantità di SIR2 ha ampliato la durata della vita.

È qui che i cluster di acetile diventano forse il fattore più importante. All'inizio si pensava che SIR2 potesse essere una proteina deacetilante - il che significa che espelleva quei raggruppamenti di acetile - da diversi atomi, ma nessuno sapeva se questo fosse valido, poiché tutti gli sforzi per mostrare questo movimento in una provetta hanno dato esito negativo. Guarente e il suo gruppo hanno avuto la possibilità di provare che SIR2 nel lievito poteva svolgere la funzione di proteina deacetilante alla vista del coenzima NAD+, nicotinamide adenina dinucleotide.

# Capitolo 5: Cosa Ha In Serbo Per Te La

# Dieta Sirt?

## Benefici della Dieta Sirt

Goggins e Matten, i creatori della Dieta Sirt, hanno condotto uno studio in cui hanno notato che i partecipanti sono riusciti a perdere circa 8 libbre entro la prima settimana dal momento in cui hanno iniziato a seguire la dieta. Oltre alla perdita di peso, i partecipanti hanno anche riscontrato una pelle più chiara, maggiori livelli di energia e attenzione e una migliore qualità del sonno. Tutti questi benefici sono attribuibili alle Sirtuine. Meccanismi interni del corpo come funzione cellulare, crescita e rigenerazione risultano ottimizzati quando le Sirtuine svolgono la loro funzione correttamente.

I due ritengono inoltre che i cibi ricchi di Sirtuina siano piuttosto nutrienti e facilitino il senso di sazietà. Oltre ad essere ricchi di tutti i nutrienti più importanti di cui il corpo ha bisogno, le Sirtuine contenute supportano la funzione muscolare. Pertanto, la perdita di peso è uno degli ovvi benefici che si ottengono quando si segue la Dieta Sirt. Secondo Goggins e Matten i cibi vegetali riducono anche il rischio di alcune patologie migliorando la salute generale e diminuiscono il rischio di malattie croniche come disturbi cardiovascolari, Alzheimer, diabete e altri disturbi metabolici. Pertanto, la dieta è perfetta per chiunque voglia perdere peso e migliorare la propria salute generale.

La maggior parte dei cibi Sirt sono ricchi di composti antinfiammatori, micronutrienti e diversi antiossidanti. Quando tutte queste utili proprietà degli alimenti Sirt vengono combinate, si favorisce la riduzione dell'infiammazione. L'infiammazione è il meccanismo di difesa naturale dell'organismo, che rileva la presenza di eventuali agenti patogeni. È necessario anche per curare il corpo dalle ferite. Il problema inizia quando l'infiammazione non è più controllata. L'infiammazione può rappresentare anche un campanello d'allarme per problemi di salute cronici e condizioni degenerative come l'artrite e l'Alzheimer. Consumando cibi ricchi di composti antinfiammatori, lo stress ossidativo che causa l'infiammazione viene invertito. Quando il sistema immunitario funziona in modo ottimale, l'immunità naturale del tuo corpo aumenta.

In questa dieta, la funzione delle Sirtuine è ottimizzata. Gli alimenti ricchi di

Sirtuina sono a basso contenuto di calorie e ricchi di nutrienti complessi. Saziandosi di 'Sirt-food', l'apporto calorico si riduce naturalmente. Quando il tuo apporto calorico si riduce e allo stesso tempo il tuo metabolismo generale aumenta, aumenta anche la capacità del tuo corpo di bruciare i grassi immagazzinati. Pertanto, la Dieta Sirt aiuta nella perdita di peso e grasso. È d'aiuto nel raggiungimento di questi obiettivi senza causare alcuna perdita di massa muscolare. Al contrario, durante le fasi iniziali di questa dieta, Goggins e Matten hanno notato un incremento della massa muscolare in alcuni partecipanti.

Secondo Goggins e Matten, questa dieta può anche aiutare a invertire eventuali sindromi metaboliche quando viene portata avanti nel lungo termine. Aiuta fornendo una solida base per aumentare la resistenza interna a disturbi e problemi di salute. I nutrienti bruciagrassi presenti negli alimenti Sirt promuovono la crescita, il mantenimento e la riparazione dei muscoli.

In che modo la Dieta Sirt è diversa dalle diete tradizionali?

La maggior parte delle diete tradizionali di solito si concentra sull'assunzione di un gruppo alimentare eliminando o riducendo il consumo di altri. Ad esempio, la dieta chetogenica aumenta l'assunzione di cibi naturali con alto contenuto di grassi riducendo o eliminando i carboidrati. Esistono anche altri protocolli ad alto contenuto di carboidrati e a basso contenuto di grassi. A differenza di queste diete, la Dieta Sirt non elimina alcun gruppo alimentare. Si limita ad aumentare l'assunzione di cibi ricchi di un gruppo naturale di proteine note come Sirtuine. Lo scopo principale di questa dieta è aumentare il consumo di Sirt-food. Attivando le Sirtuine, il tuo metabolismo generale migliora; quindi, la maggior parte dei benefici che traete da questa dieta sono associati a questo cambiamento interno.

Rispetto a diete tradizionali come il digiuno intermittente, la Dieta Sirt non prescrive digiuni giornalieri. Si divide invece in due fasi che durano per circa un mese in totale. Una volta completate queste due fasi, sta a te decidere se ripeterle o passare alla fase di mantenimento. È necessario che tu segua la dieta a seconda dei tuoi obiettivi di perdita di peso. La restrizione calorica viene attuata solo nella prima fase della Dieta Sirt.

Questa dieta è giusta per te?

La Dieta Sirt è perfetta per tutti gli adulti in buone condizioni di salute. In presenza di particolari condizioni di salute o patologie preesistenti, è sempre meglio consultare il proprio medico prima di apportare modifiche alla dieta. Questo è raccomandato particolarmente in presenza di malattie come diabete e disturbi cardiovascolari. Va segnalato che la Dieta Sirt potrebbe essere leggermente più complicata per coloro che conducono una vita estremamente attiva. Inoltre, non è adatta a soggetti sottopeso. Se il tuo indice di massa corporea (BMI) è inferiore a 2 8,6 , questa dieta non è l'ideale per te. Negli individui sottopeso, la Dieta Sirt aumenta il rischio di osteoporosi. Se il tuo BMI è compreso tra 20 e 26 , puoi intraprendere questa dieta in sicurezza. Questa dieta non è adatta ai bambini. I bambini non dovrebbero seguire rigidamente una dieta di questo tipo, tuttavia, aumentare leggermente l'assunzione di cibi ricchi di Sirtuine è comunque una buona idea.

Se segui rigorosamente i protocolli di questa dieta, eviti gli errori comuni illustrati nei capitoli successivi e ti prendi cura della tua salute, questa dieta è davvero strepitosa. Dimmi, ti piace ciò che hai imparato finora? Lascia una recensione e fammi conoscere la tua opinione. Sarà molto utile anche ad altri lettori!

Il grosso problema di molte diete miracolose e, in generale, di tutto ciò che promette enormi benefici in cambio di un investimento minimo o di un impegno trascurabile è che sembra troppo bello per essere vero e, molto spesso, si rivela essere una truffa.

È ovvio che le persone sono attratte da promesse come fare soldi velocemente e senza dover muovere un dito, o perdere peso velocemente senza dover fare sacrifici. Nessuno ha voglia di faticare per raggiungere un obiettivo quando si potrebbe invece prendere una scorciatoia per ottenere il massimo con il minimo sforzo: ecco quindi spiegato il grande successo che ottengono presunti metodi miracolosi che promettono tantissimo con il minimo sforzo.

Tuttavia, questi sistemi che garantiscono risultati eccellenti senza fatica sono inefficaci, o, peggio, delle vere e proprie truffe anche potenzialmente pericolose, le quali si basano su due principi fondamentali: quello dell'accesso e quello che io chiamo lo scambio equivalente.

## Cos'è il principio dell'accesso?

Il principio dell'accesso, conosciuto anche come "comandamento dell'accesso", significa che maggiore è l'accesso che le persone hanno ad uno schema finanziario o ad un certo metodo, minori saranno le possibilità di fare un guadagno con il suddetto metodo.

Per questo è sempre meglio diffidare dai titoloni come "Clicca qui per scoprire come perdere peso in un giorno", o "Scopri come questo padre divorziato disoccupato si è comprato il nuovo modello di Ferrari in contanti!", oppure ancora "Ecco il metodo che i milionari usano per fare soldi di notte".

Si tratta solo di frasi ad effetto che hanno come scopo attirare l'attenzione e fare solo guadagnare chi vende questi sistemi. Prova a ragionarci un attimo: se qualcuno avesse veramente un sistema efficace per fare soldi, secondo te, lo distribuirebbe ai quattro venti creando della concorrenza, o continuerebbe a sfruttarlo esclusivamente a suo beneficio?

Ecco perché quando vedi qualche pubblicità di dieta miracolosa o di sistema rivoluzionario per cambiare vita piazzato in bella vista su Google, Facebook o simili piattaforme, diffida. Se tutti lo possono vedere, significa che tutti possono accedervi e, di conseguenza, il margine di vantaggi ottenibili si assottiglierà notevolmente, facendo guadagnare solo chi ha messo in vendita il sistema.

E invece, cosa significa il principio dello scambio equivalente?

È una regola sulla quale si basava l'alchimia, l'antica scienza che aveva come scopo ultimo quello di trovare la pietra filosofale e di trasformare il piombo in oro: per ottenere qualcosa è necessario dare in cambio qualcos'altro che abbia lo stesso valore di quello che si vuole ottenere.

Per fare soldi, devi dare in cambio del tempo.

Per ottenere lo stesso corpo di Arnold Schwarzenegger, devi dare in cambio impegno, sacrificio e tempo libero.

Per dimagrire è necessario dare in cambio disciplina e rinunciare a tante cose da mangiare, e così via.

Le diete che promettono di fare miracoli in poco tempo e senza nessuna rinuncia sono troppo belle per essere vere e non rispettano assolutamente il principio dello scambio equivalente. Non si può perdere peso in un giorno, o mentre si dorme, se in cambio non c'è sforzo fisico o un cambiamento nel proprio regime alimentare, e questa è una regola dalla quale non si può scappare.

Bisogna sempre diffidare di queste diete e da chi promette di farti raggiungere il successo tramite scorciatoie, perché non è così che si ottengono risultati soddisfacenti, a meno di non essere in una condizione particolare.

Bisogna anche controllare chi sia a promuovere questa dieta e rispondere a una semplice domanda: ha ottenuto il successo o la forma fisica grazie al suo metodo? Se la risposta è SÌ, allora questo gli fa guadagnare credibilità; ma se la risposta è NO, allora perché si dovrebbe comprare un metodo che non ha nemmeno convinto chi lo sta promuovendo?

Ad esempio, se Bill Gates pubblicasse un corso intitolato "Come fare soldi creando programmi al computer", beh, chi potrebbe contestare i successi ottenuti da Gates in questo campo?

Ecco perché è doveroso dubitare di chi vende prodotti o metodi miracolosi per fare soldi, perdere peso, diventare bellissimi, o chi più ne ha più ne metta, senza però avere una storia di successo alle spalle proprio in quel settore. In fin dei conti, questa persona sta solamente vendendo un metodo, perché questo è l'unico modo per fare davvero soldi. Se fosse efficace l'avrebbe fatto in prima persona, senza venderlo a nessun altro e creandosi così della concorrenza.

Fortunatamente la Dieta Sirt non appartiene a questo genere di diete e rimedi miracolosi, dato che si appoggia a una ricerca scientifica accettata da tutta la comunità scientifica internazionale e controllata da organismi indipendenti prima di essere pubblicata. Più nello specifico, gli studi su cui si basa questo programma alimentare riguardano le "sirtuine", ovvero i geni che controllano il nostro metabolismo.

Nel corso degli anni la ricerca sul genoma umano ha fatto passi da gigante ed è realistico ipotizzare che tra qualche tempo sarà possibile curare malattie attualmente incurabili intervenendo direttamente sui geni dei bambini prima ancora che nascano, o anche "progettare" un bambino con delle caratteristiche fisiche ben precise in mente.

Una delle ultime scoperte nel campo della genetica sono le sirtuine, ovvero i geni responsabili della regolazione del metabolismo del corpo umano e della lotta all'invecchiamento, tra le altre cose.

Si può dire che sono loro a determinare se una persona può mangiare una torta al cioccolato tutti i giorni senza ingrassare e chi invece non può fare il minimo sgarro alla dieta per non trovarsi con due chili in più. Non solo, le sirtuine si occupano anche del meccanismo di difesa che si innesca ogni volta che si ingeriscono dolci e zuccheri raffinati nel corpo, ovvero la resistenza all'insulina.

La scoperta delle sirtuine e del ruolo che rivestono nel metabolismo e nella nutrizione sono ancora in divenire, ma hanno fornito una base certa per la creazione della Dieta Sirt.

In estrema sintesi, Goggins e Matten hanno analizzato le scoperte effettuate sulle sirtuine e hanno individuato i venti cibi che possono portare questo gene ad avere la massima efficacia. Ci sono infatti degli alimenti che hanno il potere di spingere al massimo il metabolismo e che possono portarlo a bruciare il grasso in eccesso.

Ad oggi, la ricerca dietro alle sirtuine è ancora in grande evoluzione, ma tutti gli scienziati sono concordi nell'affermare che il metabolismo del nostro corpo parta da qui, e che una dieta studiata per spingere al massimo il metabolismo abbia quindi solide basi scientifiche.

Quindi ecco le basi della dieta Sirt. Come puoi vedere, questa è una verità scientifica innegabile supportata dall'intera comunità scientifica mondiale. La differenza rispetto a metodi miracolosi che però si basano su sciocchezze o sulla vendita di fumo è sotto gli occhi di tutti, rendendo la Dieta

Sirt immediatamente più credibile rispetto a tutte le diete truffaldine che sono apparse sul mercato nel corso degli ultimi anni. Senza poi contare le testimonianze portate dai vari vip, come Adele, che di certo non avevano proprio bisogno di fare *affiliate marketing* per guadagnare pochi soldi e che non vogliono ridicolizzarsi promuovendo diete che non funzionano.

La Dieta Sirt, quindi, poggia le sue basi su un solido principio scientifico e questo deve essere messo in chiaro ogni volta che qualcuno la critica.

# Capitolo 6: Il Concetto Di Dieta

L'eredità culturale di programmi alimentari drastici che promettevano miracoli è alla base della paura che molte persone hanno riguardo alle diete.

Questi sentimenti si traducono in un ansia derivata dalla futura restrizione alimentare, quello che c'è di sbagliato in tutto questo è proprio il concetto della parola dieta.

La dieta dovrebbe essere un corretto metodo per alimentarsi, un alimentazione sana da intraprendere come stile di vita e non una tantum.

Ovviamente ci potremmo concedere anche dei capricci una volta che il nostro programma è consolidato. Avere una corretta alimentazione porta a dei notevoli vantaggi anche dal punto di vista della nostra salute.

Un detto diceva che "siamo quello che mangiamo", in effetti il cibo che introduciamo non solo ci fornisce l'energia necessaria per il corretto funzionamento dell'organismo, ci consente anche di mantenerci in salute.

Se mangiamo troppi grassi, prodotti industriali ricchi di conservanti o eccediamo con gli zuccheri, andremo a creare dei danni, non visibili da subito ma che nel corso del tempo possono contribuire allo sviluppo di determinate patologie.

Detto questo dobbiamo dissociare a livello mentale la parola privazione dal concetto di dieta, non è una punizione che ci stiamo per infliggere ma è un grande cambiamento verso una vita più salutare.

Oggi sono noti i danni dell'assunzione di troppi grassi o di zuccheri, provocano obesità, diabete e tantissime altre malattie.

In questi ultimi anni si sta sviluppando sempre di più una sensibilità nei confronti dell'ambiente che ci circonda, questo è dovuto al fatto che non solo abbiamo capito che ne abbiamo solo uno ma un mondo più pulito ci garantisce una migliore qualità di vita.

Semplice, dovete applicare lo stesso ragionamento al vostro corpo, infondo ne abbiamo solo uno e la salute è importante.

Non serve a nulla mettersi a dieta per la prova costume, si inizia questo cammino di rieducazione alimentare perché finalmente si è compreso che la strada che avevamo intrapreso era sbagliata. In ogni processo di cambiamento è fondamentale la nostra motivazione e determinazione, direi che rappresentano le fondamenta.

Come vedremo la dieta sirt permette molte cose rispetto ad altri programmi alimentari, ci infonde una conoscenza sui cibi che magari mangiavamo spesso senza sapere che abbinati ad altri alimenti ci permettono di attivare il gene della magrezza.

Per lavorare sulla nostra motivazione è bene tenere un diario di avanzamento, in cui possiamo anche annotare le difficoltà che incontriamo o gli obiettivi che abbiamo raggiunto.

Fissiamo bene nella mente e su carta il nostro obbiettivo, che dev'essere quello di stare bene con sé stessi nell'ottica di migliorare la propria salute!

"Fissare degli obiettivi è il primo passo per trasformare l'invisibile nel visibile."

Da non dimenticare mai per il nostro concetto di benessere a 450 gradi è l'attività fisica, sono tanti gli studi che affermano che praticare una regolare attività sportiva ci dona dei notevoli benefici.

Le sirtuine vengono attivate non solo da cibi particolari ma anche dal movimento che facciamo, quindi al bando vite troppo sedentarie, con questo non voglio assolutamente dire che da un giorno all'altro dovete diventare degli atleti, basta solo che pratichiate lo sport che più vi piace, questo può essere una camminata, una corsa, una nuotata in piscina e così via.

Lo sforzo fisico dev'essere sempre commisurato allo stato di salute generale e all'età. In ogni caso è sempre bene sentire il parere del medico.

Una migliore qualità della vita si traduce anche in una sua estensione, senza temere in molti casi gli effetti negativi dell'invecchiamento.

Come abbiamo visto il concetto di dieta è molto esteso, in una parola di poche lettere è racchiuso un mondo che ci parla di benessere sia fisico che mentale.

Adesso capiamo per tutti questi motivi come sia profondamente non solo sbagliato ma anche limitante vederla confinata in uno spazio di privazione.

È arrivato il momento di scoprire più da vicino cosa consiste la dieta sirt!

## Capitolo 7: Cos'è La Dieta Sirt

La dieta sirt deve la sua nascita ai ricercatori Pes e Poulain, che hanno iniziato ad analizzare le proprietà dei cibi sirt, ovvero quei venti alimenti che poi vedremo che sono in grado di attivare le sirtuine, ovvero i geni della magrezza.

Lo studio è cominciato dal fenolo contenuto nei vini rossi, si è riscontrato che questo aveva il potere di attivare la sirtuina da qui gli studiosi hanno ricercato quegli alimenti che contenevano gli elementi giusti in grado di attivarle e hanno testato un progetto iniziale di dieta su un campione di persone.

Durante i primi giorni la restrizione calorica è notevole, dopo si attesta dalle

1500 calorie in su giornaliere, i ricercatori hanno notato dei progressi evidenti nel loro campione, così hanno iniziato a divulgare la dieta a vari medici e c'è da dire che la diffusione è stata globale, anche molte star dello spettacolo hanno iniziato questo programma, la più famosa è Adele la cantante che ha perso più di venti chili con questa alimentazione!

Con questo programma alimentare si bruciano i grassi mangiando, si, ho detto proprio così!

**Ma come è possibile tutto questo?**

Grazie alla straordinaria azione delle sirtuine unite ad un movimento e ad una attenzione nell'assunzione degli altri cibi.

Se mangiamo dei cibi che potenziano il nostro metabolismo, questo non significa che possiamo abbuffarci o mangiare cibo spazzatura, perché in questo caso l'unica persona che stiamo prendendo in giro siamo noi stessi.

La dieta sirt mima il digiuno intermittente, dove nei periodi di digiuno il metabolismo veniva sollecitato e il corpo bruciava i grassi permettendoci di ritornare in forma, molti vivono il digiuno come uno stile alimentare altri come una sofferenza, per nostra fortuna la dieta sirt non ci sottopone a nessun digiuno alimentare, solo i primi tre giorni come vedremo sono un po' più restrittivi pe dare una scossa al nostro metabolismo e permetterci di eliminare le tossine.

La dieta sirt come vedremo è una dieta equilibrata apporta al nostro organismo tutto quello di cui abbiamo bisogno per farlo funzionare al meglio, ci limita su alcuni alimenti ma solo per il fatto che in quantità non controllate sono dannosi, come per esempio i grassi.

Tanti degli alimenti che vedremo fanno parte della dieta mediterranea e sono tutti facilmente reperibili, le ricette proposte sono semplici e come ho detto all'inizio le potete personalizzare, l'importante è che nella dieta non dimenticate di includere i cibi sirt.

È uno stile di alimentazione che non ci toglie il piacere della tavola in quanto anche i dolci e il cioccolato con alcune accortezze riguardo all'aggiunta di grassi che è meglio evitarli per gustare il sapore dei dolci senza appesantirci.

Possiamo scongiurare l'effetto yo-yo di molte diete in quanto con questa non abbiamo troppe privazioni o rinunce, basti pensare che si può mangiare la pizza!

Possiamo anche uscire con gli amici senza temere di rovinarci la serata, come vedremo sono molti gli alimenti che possiamo mangiare, scongiurando così la frase: "io sono a dieta" che tra l'altro la potremo modificare dicendo con orgoglio: "io ho cambiato il mio stile alimentare. Perché ho deciso di volermi bene".

La dieta sirt non è una moda, ma è un programma alimentare che si basa su una scoperta rivoluzionaria, approvato da medici e nutrizionisti, anche se i benefici sono davvero tanti prima di cambiare la nostra alimentazione basandoci solo sulla nostra valutazione consiglio sempre di consultare il proprio medico.

"Porsi un obiettivo è la più potente forza umana di auto motivazione."

Ho nominato spesso questo nome ma che cos'è realmente questo gene attivatore? Diciamo che è un modo per definire le sirtuine, in totale sono sette e ognuna ha una funzione ben precisa, alcune rigenerano le cellule, altre sono responsabili nel rallentare il processo di invecchiamento, i geni che regolano il metabolismo sono tre: sirt 2 , sirt 4 e sirt 4, le restanti sirt si occupano delle cellule.

Queste sirtuine si attivano grazie all'azione combinata di alcuni alimenti e ad uno stile di vita attivo, chi assume questi alimenti ottiene gli stessi benefici di chi osserva un periodo di digiuno come quello intermittente giusto per fare un esempio.

Vanno a stimolare il nostro organismo verso il consumo del grasso senza alcuni svantaggi del digiuno, anche dal punto di vista dell'umore che rimane alto perché nonostante la nostra alimentazione sia cambiata non abbiamo smesso di mangiare e questo fa la differenza.

## Gli alimenti che stimolano le sirtuine

È la natura che ci fa capire qual è il cibo sirt per eccellenza, pensiamo per un attimo agli uomini oppure agli animali, quando interviene un esigenza per soddisfarla ci spostiamo, non siamo stanziali in un posto, questo per noi è un bene di certo ma vi dico questo per farvi capire il concetto degli alimenti sirt. Adesso spostiamo la nostra attenzione sulle piante, qualsiasi necessita abbiano devono trovare il modo di soddisfarla dove sono, per esempio se hanno caldo non possono spostarsi, devono aspettare l'acqua o che sopraggiunga l'ombra, in questo modo alcune specie vegetali hanno sviluppato delle proprietà: i polifenoli, le stesse che se consumate da noi vanno ad attivare quel meraviglioso processo di risveglio all'interno del nostro organismo.

Ed è in questo modo che ci rendono più resistenti allo stress, ovviamente non dobbiamo alimentarci solo di vegetali, i creatori del metodo hanno selezionato venti alimenti che vanno ad attivare le sirtuine quindi non ci resta altro che seguire le ricette proposte oppure andare a crearne delle nostre senza dimenticare quei preziosi ingredienti che danno la carica al nostro metabolismo.

È una dieta che non ci costringe a troppi sacrifici e ci permette di raggiungere quei risultati che magari rincorrevamo senza successo da troppo tempo.

Vediamo nel dettaglio i venti cibi sirt che sono in grado di svegliare il gene magro:

nel vino rosso si rilevano i seguenti attivatori della sirtuina il resveratrolo e il piceatannolo. Si può affermare che la ricerca sia partita da qui e dal secondo ingrediente ritenuto come l'elemento fondamentale del processo. Esiste un vino che ne contiene più degli altri ed è il Pinot nero. Il vino contiene i preziosi polifenoli, che aiutano a contrastare le malattie del cuore, delle ossa e prevengono i tumori.

l'attivatore della sirtuina si chiama l'epicatechina. Il cioccolato per essere considerato un vero alimento sirt ne deve contenere almeno l'86 % circa di cacao. Sono tante le tipologie di cioccolato in commercio quindi in questo caso conviene prestare attenzione all'etichetta.

Il cioccolato non è solo buono, contiene vitamine e Sali minerali e ci aiuta a combattere l'invecchiamento. Inoltre, grazie alla teobromina ci aiuta a mantenere la concentrazione, la serotonina ci infonde quel senso di benessere. Non solo è un alimento goloso che viene consumato così oppure impiegato nella preparazione dei dolci ma fa davvero bene al nostro organismo.

In commercio troviamo due qualità di sedano, uno bianco e uno verde, vi consiglio quest'ultimo in quanto è molto ricco di proprietà rispetto alla varietà bianca che avendo subito un processo di sbiancamento non ha tutti i requisiti per attivare la preziosa sirtuina.

è un tipo di peperoncino molto piccante, per questo motivo vi consiglio di utilizzarlo con molta moderazione. Aiuta ad attivare la sirtuina in quanto è ricco di luteolina e miricetina.

Favorisce una buona digestione, migliora la circolazione in quanto ha proprietà vasodilatatrici, è ricco di vitamina C e di vitamina E, aiuta il rafforzamento del sistema immunitario e si dice che sia anche un ottimo afrodisiaco.

Consiglio di privilegiare questa qualità, conosciuta anche con il nome di thailandese. Nelle tue preparazioni utilizzalo in piccole quantità soprattutto le prime volte e ricordati di togliere sempre i semi.

i principi attivatori del cavolo sono il kaempferol e la quercetina. Ne possiede grandi quantità ed è per questo che è l'alimento principe della dieta.

È anche un tipo di ortaggio facilmente reperibile e molto economico. Inoltre, contiene tante vitamine tra cui la A, la K e la B, è un ortaggio ricco di fibre e sali minerali, si presta come ottimo alleato nei confronti dell'invecchiamento precoce, in quanto grazie alle sue tante proprietà assorbe i radicali liberi.

il grano saraceno è utilizzato nella preparazione degli impasti, è ricco di fibre minerali importanti e soprattutto non contiene glutine, per questo motivo si presta nelle preparazioni anche per chi ha problemi di celiachia. Il principio attivatore qui si chiama rutina, le sue proprietà sono antiinfiammatorie ed antiossidanti.

Una curiosità che forse in molti non sanno, l'uso del grano saraceno è diffuso tra i monaci buddisti lo portano con sé nei loro viaggi perché è un ottima fonte di nutrimento, in effetti le sue origini sono cinesi, anche se adesso per tutti questi buoni motivi è molto diffuso anche in Europa.

gli attivatori della sirtuina sono l'acido gallico e l'acido caffeico. Essendo il dattero un cibo con un alta percentuale di zuccheri può apparire inusuale il suo impiego, invece no, perché lo zucchero presente nei datteri è naturale e contiene i polifenoli che attivano la produzione della sirtuina.

Per quanto siano indicati e bene consumarli in maniera limitata senza abusarne, chi soffre di malattie legate al diabete dovrebbe evitare il consumo. Contengono molti Sali minerali e sono degli antinfiammatori naturali. Consiglio di utilizzare quelli freschi in quanto mantengono tutte le loro proprietà.

i capperi hanno proprietà antinfiammatorie e antitumorali, gli attivatori della sirtuina nei capperi sono chiamati kaempferol e quercetina.

Sono in grado di ridurre il livello di zuccheri nel sangue, spesso vengono consigliati anche nell'alimentazione dei diabetici o di chi soffre di iperglicemia.

I capperi non sono dei frutti ma bensì dei fiori, crescono in territori aridi e sassosi, è una pianta molto diffusa in tutto il mediterraneo. Sono ricchi di nutrienti che stimolano il processo del gene magro.

Inoltre, il loro apporto calorico è davvero basso solo 26 calorie per 2 00 grammi, contengono pochissimo carboidrati e tanta acqua, oltre a minerali importanti.

i principi che attivano la sirtuina si chiamano acido caffeico e acido clorogenico. Il caffè è un valido alleato a patto di non abusarne, le sue proprietà proteggono diversi organi come per esempio il fegato, un consumo equilibrato allontana molte malattie neurodegenerative e alcuni tumori è un antiossidante e fa bene al sistema cardiocircolatorio, contiene vitamine e sali minerali preziosi.

gli attivatori si chiamano oleuropeina e idrossitirosolo. Già nei tempi dei greci veniva citato come la cura per tutti i mali.

L'olio contiene dei preziosi acidi grassi, svolge anche una funzione antinfiammatoria e abbassa i livelli del colesterolo, contiene anche dei principi antiossidanti che prevengono l'invecchiamento.

Consiglio di preferire tra i tanti tipi di olio quello extravergine. Il motivo risiede nella spremitura, quello extravergine viene ottenuto con la prima spremitura ed è molto ricco di polifenoli. Nonostante sia benefico non eccediamo con il suo uso nel condimento o nella preparazione degli alimenti.

il nutriente attivatore si chiama gallato di epigallocatechina. Questa tipologia di tè verde è diversa da quella che siamo abituati a consumare, viene venduta in polvere e non in bustine. È una pianta di tè che cresce all'ombra è presenta proprietà maggiori rispetto alle altre varietà.

Svolge una grande azione antiossidante nel nostro organismo, contrasta efficacemente l'invecchiamento, contiene minerali e vitamine, grazie a tutti i suoi preziosi componenti risveglia il nostro metabolismo e ci aiuta a sciogliere i grassi. Ma non solo è molto efficace a sciogliere lo stress e l'ansia. Non tutti i tè sono uguali ed è bene fare attenzione alle differenze se vogliamo ottenere un risultato.

qui l'attivatore della sirtuina si chiama quercitina.

Il sedano di montagna detto anche levistico è una pianta che si presta a moltissimi usi, il suo sapore molto forte ricorda quello del sedano e del prezzemolo.

Ai tempi dei romani era considerata una pianta dalle proprietà afrodisiache, tant'è che Carlo Magno la fece coltivare nel suo giardino in grande quantità.

Oggi in pochi la conoscono, ma vi posso dire che è una pianta dalle qualità innegabili e la dieta sirt in qualche modo ce la fa riscoprire.

il prezzemolo è spesso usato in cucina come decorazione, molti non ne conoscono le proprietà benefiche. I nutrienti attivatori si chiamano apigenina e miricetina.

Io consiglio di utilizzarlo a crudo in molti piatti, per beneficiare di tutte le sue proprietà come la vitamina C, basti pensare che una piccola quantità di prezzemolo contiene la vitamina C di un arancia.

Questa vitamina apporta veramente tanto all'organismo, da questo si capisce la sua importanza e perché il prezzemolo è un alimento prezioso, da usare in ogni piatto o centrifugato.

È utile anche come rinfrescante per l'alito a fine pasto, anche i Romani lo utilizzavano per tutti questi benefici.

il nutriente attivatore della sirtuina si chiama luteolina.

La cicoria rossa è conosciuta in molte regioni come radicchio, ha un sapore deciso e abbastanza amarognolo, ma in compenso è molto ricca dei nutrienti fondamentali di questa dieta, tantissimi minerali e vitamine, aiuta a curare diverse patologie come la psoriasi e le malattie cardiovascolari.

il principio attivatore nella cipolla rossa si chiama quercitina. È la verdura con la più alta concentrazione di questo principio, possiamo consumare anche le altre varietà di cipolle anche se ne contengono un po' meno di questi principi.

Le cipolle hanno delle forti proprietà antibiotiche e diuretiche, contengono tanti Sali minerali e vitamine, aiutano in modo naturale a curare molte infiammazioni come quelle alle vie respiratorie. Consiglio di consumarle crude, anche se il loro sapore è un po' forte è possibile tagliarle sottilmente per aggiungerle alle insalate o ad altre preparazioni.

i nutrienti attivatori della sirtuina sono la quercitina e il kaempferol. La rucola veniva considerata un afrodisiaco e fu coltivata per la prima volta dai romani. Le varietà più diffuse in commercio sono due, una è la rucola insalata e l'altra è la rucola selvatica.

Si possono consumare entrambe a volontà in quanto sono dei potenti attivatori della sirtuina, ricche di vitamine e di Sali minerali, come il calcio che fa molto bene alle ossa. Inoltre, è una verdura molto profumata che da quel gusto in più ai piatti.

i nutrienti attivatori della sirtuina presenti nella soia si chiamano daidzeina e formononetina.

La soia dona un gusto unico alle nostre preparazioni. Inoltre, ha molte proprietà, ricca di vitamine e sali minerali come il potassio e il fosforo. Fa parte della famiglia dei fagioli ed è una fonte di proteine vegetali. Regola i processi intestinali, e aiuta le donne a curare i disturbi premestruali e della menopausa.

L'unica raccomandazione consiste nell'evitare i prodotti che contengano del glutammato di sodio, in quanto è un ingrediente creato in maniera artificiale che ne riproduce il sapore ma non ci apporta tutti i benefici.

il nutriente attivatore nelle fragole si chiama fisetina. La fragola contiene lo Xilitolo ci aiuta a contrastare l'alitosi e previene la placca dentale, inoltre favorisce la diuresi.

Ha un basso livello di zuccheri, se vengono associate ad alimenti ricchi di carboidrati contribuiscono ad abbassare la richiesta di insulina, in questa maniera il cibo diviene una fonte di energia con un rilascio lento, questo ci permette di contrastare i temuti attacchi di fame.

la curcumina attiva le sirtuine. Viene impiegato nella medicina delle culture orientali come antinfiammatorio, è considerato un antitumorale in quanto contiene un enzima che blocca lo svilupparsi delle cellule cancerogene.

È ottima per la cura della pelle e non solo. La si potrebbe definire una polvere dai mille usi, preziosa alleata nella nostra dieta.

l'attivatore nutritivo della sirtuina è l'acido gallico. Le noci non sono ipocaloriche eppure contribuiscono alla perdita di peso grazie alle loro proprietà, inoltre migliorano molti processi metabolici. Sono ottime nella dieta senza però esagerare con le dosi, squisite nelle insalate, nei dolci o negli spuntini, sono un cibo nutriente che fa bene a tutto l'organismo, in quanto contengono vitamine e sali minerali.

Regolano il metabolismo perché vanno a normalizzare i livelli di insulina nel sangue. Contengono la melatonina un regolatore del riposo notturno. Come ho detto sono un cibo calorico ma non per questo motivo vanno bandite da una dieta, come abbiamo visto sono davvero tanti i vantaggi che apportano.

Vi ho presentato i cibi che attivano la sirtuina, come vedete ce ne sono alcuni calorici eppure non sono stati esclusi in quanto i benefici che apportano son maggiori.

Nelle giuste quantità si può mangiare tutto basta che non sia del cibo spazzatura! La dieta sirt è una delle poche diete che non toglie ma tende ad includere nel suo piano alimentare e questo a mio avviso rappresenta una vera rivoluzione.

## A chi è rivolta la dieta sirt?

La prima cosa che mi sono chiesto quando mi è saltata la pulce nell'orecchio a parlarmi della dieta Sirt è stata "ma siamo sicuri che sia adatta a me?". Il dubbio non riguardava tanto l'aspetto salutistico quanto la possibilità, non solo economica ma anche in termini di tempo impiegato, di reperire tutto il necessario per intraprendere e seguire la dieta. E poi... seguire per quanto? In quanto avrei visto i risultati? Probabilmente questi sono alcune delle principali domande che attanagliano anche te, quindi cerchiamo di fare un po' di chiarezza prima di andare avanti!

La dieta Sirt è adatta a tutti gli individui adulti sani

La maggior parte dei cibi verdi Sirt presi in considerazione dalla dieta sono degli alimenti salutari, ricchi di proprietà benefiche per l'organismo e in grado di dare tutto l'apporto nutrizionale necessario, oltre alla giusta quantità di sirtuine, ovviamente. Ma, d'altro canto, che le verdure facciano bene non è cosa nuova, e, salvo allergie particolari, è molto difficile che il buon bilanciamento di queste all'interno del regime alimentare possa creare problemi.

Un aspetto, invece, che potrebbe risultare problematico è l'assunzione di diversi succhi durante tutta la giornata: il concentrato verde Sirt è un'ottima fonte di vitamine, minerali e sirtuine, tuttavia ha anche un discreto livello di zuccheri che potrebbe essere pericoloso per chi ha problemi pregressi di zucchero nel sangue... o di carie.

Se soffri di qualsiasi tipo di diabete, allora, metti da parte questa dieta e punta su una dieta diversa, magari con l'aiuto di un medico che conosce la tua cartella clinica!

Se invece non hai patologie di questo tipo, probabilmente il problema principale che incontrerai è quello dovuto ai primi giorni che sono strettamente ipocalorici, che richiedono, cioè, un apporto di calorie giornaliere molto basso. Nello specifico, i primi tre giorni saranno davvero duri, in quanto il limite di calorie è di 2500.

Il calo repentino di questo valore, unito alla scarsa varietà del cibo, potrebbe portare l'organismo a non reagire molto bene e a provocarti effetti collaterali come stanchezza, senso di irritabilità, vertigini, alito cattivo e sbalzi di pressione.

Altro effetto collaterale è la fame ma, anche questo, ce lo aspettavamo in una dieta. I concentrati verdi da assumere sono molto utili per questo aspetto: sono un carico di sirtuine che dovrebbero aiutarti con la sensazione di sazietà, ma il basso apporto di fibre a cui il corpo è abituato potrebbe non equilibrarsi da subito nella maniera ottimale.

Non a caso ho utilizzato le parole "effetti collaterali": non si tratta infatti di veri danni alla salute, sono delle condizioni temporanee da mettere in conto, certo, ma questo significa che chiunque può seguire la dieta Sirt senza incappare in problematiche serie.

Se non hai la certezza del tuo stato di salute, comunque, ti consiglio di fare delle semplici analisi del sangue e chiedere consiglio al tuo medico di base, spiegando nel dettaglio come funziona la dieta e quale è il programma alimentare proposto: meglio prevenire che curare!

## La lista della spesa non ne risente troppo

La primissima cosa che ho letto riguardo la dieta Sirt è stata la ricetta del centrifugato verde e subito mi sono chiesto dove avrei potuto prendere il tè verde matcha necessario senza spendere una fortuna, specialmente perché è un elemento ricorrente in tutta la dieta. Ho fatto qualche veloce ricerca e mi sono reso conto che la situazione è meno nera di quanto pensassi, e di quanto magari pensi anche tu: nei supermercati più grossi è facile trovare tisane al matcha e bustine di tè, però trovare proprio la polvere è un po' più complicato, ma non ingestibile. L'alternativa migliore che ho sperimentato, però, è quella di comprarlo online: il prezzo basso e l'ampissima varietà di grammature mi ha fatto optare per degli acquisti periodici, molto comodi.

Lo stesso discorso vale per quei pochi alimenti che in Italia si trovano meno, come i datteri Medjool o il peperoncino Bird's Eye. Per quanto riguarda i primi ho deciso di farne a meno dove possibile e non ho riscontrato particolari problemi, se non il dover adattare qualche ricetta qui e lì; per il secondo invece era solo una questione di ottimizzazione della dieta. È infatti consigliato l'uso di quello specifico tipo di peperoncino perché con il più alto livello di sirtuine ma, in caso non si trovasse, anche le altre varietà sono ben accette!

Tutti gli altri ingredienti, invece, sono facilmente reperibili dal fruttivendolo o nei supermercati: alimenti come le cipolle rosse, le fragole, il sedano, il cavolo e via discorrendo sono tutti elementi che erano già presenti a rotazione nel mio frigorifero, è bastato aggiornare la lista della spesa. La curcuma e la soia mi hanno fatto scoprire interi reparti di cui ignoravo le specifiche e ho scoperto che ne esistono molti tipi in commercio, c'è solo l'imbarazzo della scelta. Paradossalmente ho avuto più difficoltà a trovare delle tavolette di cioccolato all'86 % di cacao che non avessero additivi, ma anche per quelle è bastato fare una "piccola" scorta della marca preferita quando l'ho trovata. Tra gli ingredienti più costosi poi troviamo il salmone, ovviamente, le noci, il grano saraceno e il vino rosso ma si tratta comunque di una spesa facilmente approcciabile e decisamente inferiore a quelle richieste da altre diete a base di alimenti proteici speciali.

Per quanto riguarda gli attrezzi necessari sappi che per cominciare questa dieta avrai solo bisogno di un estrattore con cui potrai farti facilmente e velocemente i concentrati verdi Sirt. Se non ne hai uno puoi cercare un modello che rientri nella tua fascia di budget: ce ne sono moltissimi alla portata di tutti ormai e le funzioni che ti serviranno sono proprio quelle base, quindi non ci sarà bisogno di puntare troppo in alto se non vuoi!

Personalmente ho iniziato utilizzando un comune frullatore e devo dire che comunque ha funzionato piuttosto bene, passando all'estrattore, però, ho notato un salto di qualità davvero notevole che ha influenzato non poco il gusto del centrifugato verde, migliorandolo tantissimo e rendendolo molto più facile da assumere.

A conti fatti la differenza sostanziale tra il risultato di un frullatore ed un estrattore è la quantità e la consistenza del concentrato verde Sirt: con il frullatore avrai un effetto "smoothie" dalla consistenza polposa, a seconda di quanta acqua ci metti, più sostanzioso da mandare giù, mentre con l'estrattore avrai un succo di attivatori di sirtuine pronto da bere! Non ti preoccupare delle fibre: in entrambi i casi saranno abbastanza per i nostri scopi in quanto nessuno dei due strumenti le taglia fuori, l'unica attenzione è il non filtrare il succo!

**Mantieni il morale alto!**

I padri fondatori della dieta Sirt promettono un calo di 8 libre in 8 giorni, che, tradotto in chili, significa perdere 4 ,6 kg nella prima settimana di dieta. La promessa viene mantenuta, certo, e nella prima settimana di percorso ipocalorico il calo di peso sarà davvero sensibile, con grande gioia della bilancia, dei vestiti ed anche tua, ovviamente.

Il punto è che da lì in poi i progressi non saranno più così tanto visibili e questo potrebbe essere un problema più di morale che di salute: con il passare del tempo noterai che il peso scende, sì, ma in maniera decisamente più lenta e delle volte potresti persino riprendere qualche etto perso. Tutto questo è assolutamente fisiologico e dipende molto dal tuo organismo, da quali pasti assumi, dal movimento che fai ma anche semplicemente dalla giornata. Non te ne devi preoccupare, in linea di massima, in quanto sono tutte variazioni di una discesa ben più ampia che si nota non solo nelle tre settimane di dieta ma anche in quelle successive, se mantieni il giusto protocollo alimentare.

Nonostante queste rassicurazioni, ci sarà comunque una vocina nella tua testa a dirti che è tutto inutile: la perdita di fiducia dovuta al rallentare dei risultati è sicuramente la problematica maggiore in cui tu possa incappare e la più difficile da risolvere. Ti ricordi che ti parlavo della motivazione? Ecco, è qui che entra in gioco, ed è per questo che devi cominciare la dieta quando questa è al massimo, altrimenti non riuscirai a superare i periodi difficili. Sempre per questo motivo ti menzionavo un diario dei progressi, così potrai avere le prove tangibili che quello che stai facendo funziona. Non dimenticare di condividere la dieta Sirt con qualcuno a te vicino, ti sarà di supporto e di grandissimo aiuto anche solo parlarne, o magari riscontrare che non sei solo tu che stai rallentando! Se non riesci a trovare qualcuno che voglia intraprendere questo cammino con te, tentalo con qualche ricetta così scoprirà che non si tratta della solita rinuncia a tutto!

Superato questo grandissimo scoglio, ti renderai conto che la dieta Sirt è uno dei regimi, o se vuoi "protocolli", di alimentazione più facili da mantenere nel lungo periodo: invece di rinunciare alla maggior parte dei cibi, ne devi aggiungere altri ben più nutrienti e benigni. Certo, il junk food è e rimane una pessima idea e sarebbe comunque consigliabile evitare tutto ciò che è particolarmente grasso, però dal punto di vista psicologico e pratico è più facile adattare le proprie tradizioni che eradicarle completamente, come con la pizza.

In quest'ottica è quindi molto più difficile incappare nel classico effetto "yo-yo" che ha tormentato un po' tutti, me compreso, tra una dieta e l'altra e mi ha portato alla ricerca di sempre nuove diete diverse, sperando in quella definitiva.

Un ultimo importantissimo punto è che la dieta Sirt può essere fatta in maniera "ciclica", ovvero, terminate le tre settimane, se non sei soddisfatto dei risultati, puoi ricominciare tranquillamente dal primo giorno e riprendere: sarà un percorso conosciuto e ormai in discesa!

## Quali esercizi fare con una dieta Sirt

È importante non slegare mai un protocollo alimentare sano da un'altrettanta salutare attività fisica: queste due sono facce di una stessa medaglia, entrambe necessarie per ottenere una silhouette tonica e slanciata.

Con la dieta potrai salire sulla bilancia e vedere i chili scendere, mentre con un'attività fisica potrai cambiare taglia ma senza dimagrire nemmeno di un grammo. Questo perché lo sport diminuisce la tua massa grassa e agisce sulla massa muscolare, scolpendoti la forma e delineandola.

Considera che meno muscoli hai più basso è il tuo consumo calorico, il che significa che, arrivato ad un certo punto della tua dieta, ti ritroverai in una situazione di stallo in cui il tuo corpo brucia solo le calorie che assumi e non va più ad attingere alle riserve, fermando così il dimagrimento. Un corpo più muscoloso, invece, abituato ad un'attività fisica costante, riesce a bruciare calorie anche dormendo, quindi necessariamente ne ha un bisogno maggiore!

La dieta Sirt, poi, funziona benissimo se accostata a del moto: non togliendo i grassi come l'olio, il cioccolato, la frutta o i datteri, dall'organismo ha bisogno di un modo diverso di metabolizzarli ma allo stesso tempo ti dà tutte le energie necessarie per poter praticare qualsiasi tipo di sport senza incorrere nelle classiche mancanze dovute a rigidi regimi alimentari di altre diete.

Ora il problema è tutto scegliere quale sport fare. Solitamente si pensa che per perdere peso si debba necessariamente andare in palestra ma non c'è niente di più sbagliato: attività fisica significa anche solo camminare! Paradossalmente anche quando vai in un centro commerciale a fare shopping stai facendo esercizio, anche se frammentato.

L'ideale sarebbe fare esercizio fisico per 4 0 minuti al giorno oppure per 46 /60 minuti tre volte a settimana, questo perché è preferibile fare un'attività più leggera ma regolare al posto di una più rada ma intensa. La continuità, infatti, non solo ti permette di capire i tuoi limiti ed allungarli piano piano, ma ti mette in grado anche di avere una crescita costante che, accoppiata alla dieta, darà sicuramente ottimi risultati.

Il punto ora è: quale sport scegliere per perdere peso? Come ti dicevo, non è necessario buttarsi nella sala pesi di una palestra o correre sul tapis roulant. Puoi decidere di seguire corsi alternativi, ormai ce ne sono tantissimi in giro, oppure di comprarti uno strumento da usare a casa o, ancora, di andare a passeggiare, correre o pedalare in totale autonomia. Sarebbe preferibile uno "sport di lunga durata" o "di resistenza" ovvero quelle attività che richiedono sforzi di entità minore ma distribuiti su un lasso di tempo più lungo. Per intenderci sono sport come il nuoto, il canottaggio, il rebounding e in generale tutti quelli che ti chiedono di tenere duro "ancora un po'".

uno sforzo importante ma immediato, come quello di lanciare il discus, consuma comunque meno calorie di una semplice camminata che però dura abbastanza per cercare energia nelle ormai famose masse grasse. Anche gli sport alternati non sono proprio il massimo: se giochi a calcio, pallavolo, rugby o simili hai la possibilità di fermarti a riposare e, per quanto possa alleviare il tuo senso di stanchezza al momento, interrompe anche la scala in salita del bruciare i grassi.

Personalmente, però, credo sia più importante trovare un'attività fisica che ci soddisfi pienamente dal punto di vista del divertimento e del coinvolgimento piuttosto di uno ottimizzato alla perdita di peso ma che poi verrà abbandonato dopo qualche mese. Potresti tranquillamente scegliere un'attività di destrezza come la scherma e poi integrare migliorando il tuo moto quotidiano preferendo le scale all'ascensore, andando a piedi in palestra o facendo escursioni durante il fine settimana.

Una volta entrato nel mood giusto, sono sicuro che muoverti non sarà più un dovere ma un piacere!

## La Struttura della dieta sirt

avere in mente il programma settimanale e giornaliero ti aiuterà a prepararti sia fisicamente che mentalmente per la tua dieta.

Ti darà inoltre modo di capire come e in quanto tempo potrai raggiungere i tuoi obiettivi o se il caso di rivederli. A riguardo, ti consiglio come prima cosa di calcolare il tuo BMI e stimare quanti siano i chili che potresti concretamente perdere con una sola sessione di questa dieta. In base a questo potrai organizzarti per allungare la fase di mantenimento o decidere se è il caso di riprenderla in un paio di mesi.

Questa programmazione sarà importante anche per organizzare le tue giornate e cucire così su misura la tua dieta: se sai che i primi tre giorni potrebbero non essere facili a lavoro organizzati per il fine settimana, oppure fai in modo di avere sempre un ottimo pranzo Sirt pronto da portare via. Se invece nel week end hai più lavoro da fare, o magari ci sono i bambini, comincia il lunedì e quando arriverai a sabato sarai già un bel pezzo avanti e con meno restrizioni!

Il tempo

Idealmente, la dieta Sirt si conclude in 4 settimane: i primi sette giorni saranno dedicati alla perdita immediata dei famosi 4 ,2 chili, mentre nei quattordici successivi dovrai fare un percorso di "mantenimento" che ti riporterà lentamente alla normalità.

Puoi modulare questa seconda fase in base alle tue esigenze, in generale però non sarebbe indicato andare sotto le due settimane e non sopra le tre. Questo perché c'è comunque una soglia di calorie abbastanza bassa da rispettare.

Se ti sei trovato bene e vuoi continuare con il mantenimento, puoi sempre introdurre i Sirtfood nel tuo regime alimentare abituale ed aggiungerne altri che, seppur in maniera minore, stimolano le tue sirtuine. In questo modo riuscirai a mantenere gli effetti ottenuti con la dieta, evitando così il famoso effetto yoyo, senza dover rinunciare a troppo.

In linea generale, comunque, il protocollo alimentare Sirt è ottimo per integrare nella nostra routine cibi sani e ricchi di sostanze benefiche per il nostro organismo, per questo motivo ti consiglio di non relegare questa tua esperienza al mese prima della prova costume o prova vestito ma di fare tesoro di tutte le informazioni che hai acquisito per creare il tuo equilibrio ottimale!

Se però ancora non sei soddisfatto del risultato ottenuto perdendo i primi chili, sappi che puoi ripetere la prima e la seconda fase della dieta Sirt quando preferisci! Facendo attenzione a come il tuo corpo reagisce alla dieta, puoi ripetere tutto il programma da capo quando ti è più comodo: una volta l'anno per mantenere la tua forma, oppure ogni tre mesi per continuare a scendere di peso o, più in generale, quando ne senti il bisogno!

Cibi consentiti

La dieta Sirt è una dieta piuttosto varia e più che "consentire" dei cibi te ne "consiglia" una vasta gamma: tutti gli alimenti che sono in grado di stimolare le sirtuine vengono chiamati "Cibi Sirt" o, in inglese, "Sirtfood".

Molti di questi sono già presenti sulla tua tavola, altri magari sono un po' meno comuni ma in generale non è necessario che tu li utilizzi tutti. Se alcuni non ti piacciono, non li riesci a trovare o semplicemente preferisci non includerli nella tua dieta, sei liberissimo di metterli da parte e scegliere altro.

La lista che viene fatta è molto ampia e, oltre alla top 20 di Cibi Sirt di cui abbiamo già parlato, ci sono altri ingredienti che possono essere implementanti con il tempo. Questi alimenti che hanno un minore apporto di sostanze in grado di stimolare la sirtuina non devono essere considerati come di categoria B ma come dei modi per affinare la tua dieta.

Dopo la spinta iniziale per attivare il metabolismo, infatti, è importante spaziare molto nell'alimentazione così da non abituare troppo il corpo solo a determinati alimenti che, per quanto buoni, potrebbero non essere sempre sufficienti al fabbisogno annuale di una persona.

i primi alimenti citati sono il cavolo riccio, la cipolla rossa, il radicchio rosso, la rucola, il prezzemolo e il sedano ma sono raccomandati anche gli asparagi, i broccoli, i carciofi, l'indivia, la cipolla bianca, la cicoria e legumi come i fagioli bianchi.

nelle prime fasi della dieta la frutta raccomandata sono le fragole ma con il passare del tempo ti saranno d'aiuto le mele, le prugne nere, tutti i frutti di bosco come i mirtilli, i lamponi e i ribes, le bacche di goji, l'uva rossa e i mandarini cinesi.

le noci e i datteri Medjool vengono raccomandati quasi da subito, specialmente come spuntini, ma ai fini della dieta sono ottimi anche le noccioline, i semi di chia, le castagne, le noci pecan, i pistacchi e i semi di girasole.

Fai attenzione che molti di questi alimenti, per quanto siano salutari nell'ottica della dieta Sirt hanno comunque molte calorie, quindi sarebbe meglio non abusarne!

il grano saraceno rimane il miglior modo di assumere stimolatori delle sirtuine, però possono essere molto utili anche la quinoa, la farina integrale ed anche i pop-corn.

Come ti ho già detto, la dieta Sirt è una dieta di "inclusione" ovvero non punta ad escludere i cibi come possono essere la pasta o lo zucchero e di questo ne possiamo solo che essere contenti! Tuttavia, si tratta comunque di un regime alimentare sano che non prevede cibi eccessivamente calorici e, soprattutto, esclude tutti i junk food, ovvero i cibi-spazzatura, specialmente quelli che vengono serviti al ristorante o nelle grandi catene di fast food.

Uno dei principi fondamentali di una buona dieta, come evidenziato più volte nelle diete delle zone blu, è quello di cucinare a casa ogni volta che se ne ha l'occasione e relegare la consegna dei cibi a domicilio o l'uscita al ristorante ad eventi davvero eccezionali. Lo stesso piatto, infatti, può cambiare molto nel conteggio delle calorie se cucinato da voi o se acquistato.

A cambiare radicalmente sono anche i valori nutrizionali: i grassi delle patatine fritte, infatti, derivano nella quasi totalità dall'olio in cui vengono immerse e di oli ce ne sono moltissimi tra cui scegliere. Quello migliore è proprio l'olio di oliva perché ha dei grassi che non intaccano le percentuali di colesterolo di sangue ed ha tantissime proprietà benefiche: ovviamente, le grandi cucine non si possono permettere di friggere tutte le patatine nell'olio di oliva, visti i prezzi, quindi sono costrette a scendere a compromessi con la qualità e la convenienza.

A casa, inoltre, possiamo godere di tanti altri vantaggi per quanto riguarda la scelta dei metodi di cottura, utilizzando quello che più preferiamo. Ad esempio, negli ultimi tempi vanno molto di moda le friggitrici ad aria che sono uno strumento fantastico quando si ha voglia di fritti leggeri, sia per quanto riguarda

Ad inizio esempio ho voluto aggiungere anche le patatine in busta come esempio: molto spesso utilizziamo infatti cibi preconfezionati o precotti che sicuramente ci aiutano nel corso di una giornata molto movimentata o in cui non si ha proprio voglia di cucinare. Per quanto sia facile mettere un piatto pronto nel microonde dell'ufficio, devi ricordarti che la stragrande maggioranza di questi alimenti è piena di grassi difficili da smaltire e di conservanti, tutto il contrario di un'alimentazione sana!

La differenza tra un pasto fresco e uno già pronto si sente anche a livello di energia immagazzinata e di reattività nel lavoro: preparandoti da solo i pasti, magari qualcosa di leggero da mettere nel portapranzo come una veloce insalata di farro, ti sentirai più leggero e carico per affrontare la giornata. Dimentica l'abbiocco post-pranzo dovuto ad un piatto pesante e difficile da digerire e bevi il caffè per piacere, non per necessità!

Da tenere in considerazione, poi, sono quegli alimenti che non vengono esplicitamente sconsigliati ma che difficilmente riescono a rientrare nella soglia delle calorie: il salame, i formaggi stagionati, le caramelle e più in generale tutti i dolciumi raffinati. Occhio anche al cocco: sarà pure un frutto ma è super calorico!

In ultimo ho notato che nella maggior parte delle ricette e delle indicazioni, viene tenuto da parte il latte e tutti i derivati grassi del latte come la panna, la mozzarella e i formaggi stagionati. Sarebbe meglio utilizzare la versione completamente scremata o, ancor meglio, delle bevande come il latte di soia. Se ne hai la possibilità puoi sostituirlo direttamente con il più salutare yogurt e puntare per i fiocchi di latte o la feta che sono decisamente più leggeri!

Panoramica generale sulle fasi della dieta Sirt

Diamo un'occhiata generale alla struttura della dieta Sirt per capire come saranno programmate le settimane: il programma si compone di 2 fasi che possono essere ripetute a tua discrezione quando ne senti il bisogno. Una terza fase, fuori dalla dieta, è la presa di coscienza di quanto questo protocollo alimentare sia stato salutare per il tuo corpo e la conseguente intenzione di continuare ad includere cibi Sirt all'interno della tua routine alimentare.

è il momento di sfruttare le già accertate tecniche di una dieta ipocalorica a digiuno intermittente che ti permetteranno di perdere circa 4 ,2 chili in una settimana. Per questo boost di perdita di peso, questa fase viene detta anche "fase supersonica" ed è un vero e proprio trampolino di lancio per il resto della dieta.

A sua volta, la fase 2  si divide in due periodi: nei primi 4  giorni potrai consumare un solo pasto, indifferentemente tra pranzo o cena, e tre succhi verdi da spalmare durante tutto il corso della giornata. Le calorie totali del pasto + i tre succhi verdi dovranno rimanere al di sotto delle 2 000 calorie. Piccolo spoiler: avrai anche un po' di cioccolato!

Dal giorno 4 al giorno 8  invece il numero dei pasti salirà a due e con esso anche le calorie la cui soglia giornaliera arriverà a 2500. In questa fase toglierai un succo verde e rimarrai con due al dì, possibilmente uno la mattina e uno a metà pomeriggio. Da qui le cose si faranno più facili perché inizierai ad introdurre sempre più alimenti.

da qui in poi le cose si fanno molto più facili perché si passa gradualmente al mantenimento del peso ottenuto. I pasti salgono a tre e non avrai più bisogno di conteggiare le calorie. Vengono aggiunti molti altri cibi ed ingredienti che ti permetteranno di spaziare molto di più con le ricette.

Potrai fare uno spuntino Sirt a metà mattina o metà pomeriggio e dovrai bere solo un succo Sirt al giorno. Per gli spuntini potrai fare affidamento sul già rodato cioccolato, sui datteri Medjool o sulle noci: in base a quanto richiede il tuo organismo potrai farne uno o al massimo due durante tutto il corso della giornata.

Ci sono poi dei consigli che vengono dati a prescindere dalle fasi della dieta: più che regole sono degli accorgimenti necessari per ottimizzare il tuo programma abituando il metabolismo a determinati stili ed orari salutari.

**Assumi bevande Sirt tranquillamente**

Per quanto riguarda i succhi Sirt, meglio non concentrarli tutti insieme ma distribuirli nell'arco della giornata in modo da dare all'organismo un afflusso costante di sirtuine attivatori e migliorare il metabolismo. Per lo stesso fine dovresti cercare di bere questi succhi almeno un'ora prima del pasto o un paio d'ore dopo.

Sappi che è possibile preparare i succhi anche il giorno prima e poi metterli in frigorifero: sicuramente è meglio berli freschi per prendere tutte le proprietà benefiche collaterali, ma in generale gli attivatori delle sirtuine reggono bene il tempo, quindi non ti preoccupare di fare grandi quantità anche per un paio di giorni!

Il cenare presto, invece, è un accorgimento che ritroviamo in moltissime diete e che serve a non appesantire troppo l'organismo prima del momento di riposo. In generale sarebbe meglio non mettersi a letto appena dopo mangiato, quindi l'ideale sarebbe di mangiare non più tardi delle 2 10 .00 così da dare il tempo al nostro corpo di digerire e metabolizzare bene quanto abbiamo assunto.

Durante tutto il corso della dieta, anche a partire dalla fase 2 , è importante rimanere ben idratati. Per questo scopo potrai bere liberamente acqua ma anche tè verde matcha e caffè. Quest'ultimo è stato a lungo oggetto di studio per quanto riguarda eventuali effetti negativi ma, ad oggi, non ci sono controindicazioni, anzi, l'acido caffeico è un importante attivatore per le sirtuine!

Attenzione però alle quantità: all'interno del succo verde Sirt c'è già il tè matcha che ha un'alta dose di teina. Se non sei abituato, o sai già che questa sostanza ti impedisce di riposare bene, non assumere i succhi verdi nel tardo pomeriggio e bilancia bene la dose di caffè per evitare di passare notti insonni!

**Fase zero: la preparazione.**

E così ci siamo arrivati: ha deciso di iniziare la dieta Sirt. Sei entrato in quella che io chiamo "fase zero" in cui hai già abbastanza informazioni concrete ma ti mancano i materiali. Fare la spesa, preparare il frigorifero, organizzare gli spazi... tutti compiti che possono sembrare facili ma che richiedono un certo grado di preparazione e di impegno: se fatti bene sono un vero e proprio trampolino di lancio nella dieta!

non è solo questione di togliere di mezzo gli alimenti che ti potrebbero tentare ma proprio una necessità di avere ripiani dove appoggiare la verdura. Se non puoi uscire tutti i giorni o quasi per comprare gli elementi necessari al succo Sirt è bene che ti prepari a mettere da parte un po' di cavolo, di sedano e di rucola che sono piuttosto ingombranti! Ricorda poi che potrai anche fare i succhi uno o due giorni prima e tenerli al fresco in una bottiglia, se ne hai modo.

Una volta fatta la spesa, dividete direttamente gli ingredienti per i succhi: dovrete farne tre al giorno e sarà molto più semplice, al mattino, organizzarvi con gli ingredienti già divisi e puliti. Lo so che ci vuole un po' di sforzo prima, ma vedrai che sarà molto più facile sia tenere il tutto nel frigo sia poi per pulire!

Assicurati che il tuo frullatore sia funzionante e, soprattutto, abbastanza capiente! La quantità finale del succo non sarà molta più di un bicchiere, un bicchiere e mezzo di quelli grandi, ma gli ingredienti di partenza sono molto voluminosi ed un frullatore di quelli "mini" potrebbe costringerti a fare diversi passaggi prima di darti il giusto risultato. Se, invece, hai l'estrattore vai tranquillo perché con quello è decisamente molto più semplice il tutto!

la lista della spesa. Se non si hanno bene le idee chiare può essere complicato scegliere cosa e quanto comprare. Per evitare di dover uscire ogni volta per prendere un'aggiunta o, peggio, ritrovarsi con un sacco di sprechi, ti consiglio di comprare tutto il necessario per i primi tre giorni, succhi compresi.

A questo dovrete ovviamente aggiungere gli ingredienti per i tre pasti completi poi magari un po' di pollo, carne, uova o tofu. Come ti dicevo, questi sono gli ingredienti per la dieta di una persona per tre giorni, quindi se stai condividendo questa esperienza con qualcun altro, raddoppia le dosi ma fai molta attenzione a come conservi gli alimenti!

Un'idea è anche quella di preparare i succhi verdi con anticipo: il giorno dopo potresti vedere il colore del succo cambiato ma per quanto riguarda il sapore varia ben poco  mentre per le proprietà che ci interessano non ci sono dispersioni. Questa potrebbe essere una valida alternativa se hai poco spazio in frigorifero, per esempio. Ti sconsiglierei, infatti, di riporre la frutta e la verdura in freezer, a meno di non porzionarla già prima in modo tale da utilizzarne poche dosi alla volta scongelate.

ti consiglio di non pesarti ogni giorno ma di aspettare un po' prima di tornare sulla bilancia. Sicuramente i primi giorni perderai diversi chili grazie alla dieta ipocalorica ma lascia al tuo corpo il tempo di stabilizzarsi e farti davvero godere i risultati! Magari fatti una foto il giorno prima della dieta, così la potrai confrontare alla fine!

## Fase uno: prima settimana

Benvenuto nella tua prima settimana di dieta in cui inizierai una vera rivoluzione alimentare che migliorerà non solo la tua forma fisica ma anche la tua salute generale!

In questi giorni andrai ad affrontare la parte ipocalorica della dieta e dovrai seguire degli schemi importanti per regolare il tuo metabolismo. Non ti spaventare però: seguire la dieta Sirt è più facile di quanto non sembri e ti assicuro che nei primi tre giorni non ho sentito i morsi della fame nemmeno per un istante, grazie al continuo apporto dei succhi verdi!

Un'altra cosa di cui vorrei rassicurarti è il sapore di questi succhi verdi: a me l'amaro della rughetta piace molto e devo dire che me li aspettavo davvero più forti e difficili da mandare giù. Con mia somma gioia, invece, ho scoperto che il sapore è molto simile a dei concentrati che già ero solito bere quando andavo nei juicy bar!

## Capitol 8: L'inizio Dell'inizio

In questa giornata dovrai consumare 4 succhi verdi Sirt ed un pasto principale che potrà essere il pranzo o la cena, a tua discrezione.

Un esempio di pasto potrebbero essere le crocchette di pollo o tacchino saltate in padella con cipolle rosse, zenzero, curcuma e salsa di soia. Io, personalmente, ho cominciato proprio con quello e devo dire che, dopo una giornata dal gusto di rucola, ho apprezzato molto il mix di sapori così particolare.

Se preferisci un'alternativa vegana puoi cucinare del tofu glassato con una salsa al sesamo e delle verdure saltate in padella.

In entrambi i casi puoi aggiungere tranquillamente dei noodles integrali o un po' di grano saraceno.

Da qui in poi potrai utilizzare i capperi nelle tue ricette: se non sei abituato al sapore, comincia con pochi e ben presto imparerai a dosare al meglio la loro esplosione di gusto! Giusto un consiglio: se vuoi che il sapore si senta bene, schiacciali con la lama del coltello e mettili nella ricetta ben aperti, se invece preferisci un aroma più contenuto inseriscili così come sono!

Per il pasto puoi scegliere qualcosa di semplice oppure optare per una bella tagliata di tacchino o pollo con salvia e capperi su un cous cous di cavolfiore, magari aromatizzato con un po' di curry e curcuma!

Un'alternativa vegana potrebbe essere una bella insalata di grano saraceno con cavolo, cipolle rosse e lenticchie. Anche qui un po' di curry e di curcuma daranno quel sapore orientale che sono sicuro apprezzerai!

Anche oggi non dimenticare di goderti i tuoi 25-30 grammi di cioccolato!

Da oggi potrai sbizzarrirti in cucina utilizzando il peperoncino: probabilmente te l'ho menzionato più volte, ma ora vorrei parlarti un po' meglio del Bird's eye. Questa varietà, utilizzata in molti piatti esotici come il chili o il curry thailandese, è una delle preferite in quanto contiene una grande quantità di Luteolina e Myricetina che sono molto importanti per stimolare le sirtuine. Se non sei un appassionato di peperoncino come me, mi rendo conto che potrebbe essere un po' difficile da inserire nella routine alimentare perché, nonostante le sue piccole dimensioni ha un grado di piccantezza piuttosto elevato! Fai bene attenzione quindi al dosaggio: vedrai che in breve tempo padroneggerai tranquillamente anche questo ingrediente!

Per il pasto puoi provare un bel piatto di spaghetti integrali all'arrabbiata con gamberetti, per mettere subito in pratica il consiglio del peperoncino!

Un'alternativa vegana potrebbe essere del tofu speziato su un letto di cous cous di cavolfiore e verdure saltate in padella.

Ti dirò la verità: quando mi sono approcciato a questa dieta credevo che avrei sofferto molto di più la fame e che avrei trovato complicato continuare. Invece, una volta arrivato al giorno quattro mi sono reso conto che non solo non avevo problemi fisici ma che ero piuttosto in forma sia mentalmente che fisicamente!

Da oggi sarà tutta una discesa: i succhi verdi si riducono a due al giorno mentre i pasti si alzano a due e potrai assumere fino a 2 6 00 calorie al giorno.

Potrai scegliere se fare colazione + cena o pranzo + cena, in base alle tue esigenze e al tuo senso di fame, in ogni caso avrai decisamente più libertà!

Il primo pasto potrebbe essere per esempio un Muesli Sirt o, se preferisci qualcosa di più veloce, una bella ciotola di yogurt greco (oppure di soia o ancora naturale) su cui aggiungere fragole, scagliette di cioccolata o noci a pezzetti.

Per il secondo pasto potresti pensare ad un'insalata di grano saraceno con salmone, tonno e zucca. Per un'alternativa vegana basta rimpiazzare il pesce con il cavolo, la patata dolce o i ceci! Inutile dirlo, qui la curcuma non solo ci sta benissimo di sapore, ma aggiunge anche altri stimolatori per le sirtuine!

Probabilmente già ti sarai sentito meglio in questi cinque giorni e avrai notato un calo di peso: non cedere alla tentazione e aspetta ancora un po' a pesarti. Il miglioramento della tua forma fisica in maniera completa non avviene in così poco tempo e potresti notare un'alternanza nel peso che, per quanto fisiologica, non è proprio raccomandabile per tenere alto il morale!

Per il primo pasto potresti pensare a delle crepes di farina di grano saraceno condite come meglio credi, magari un po' di rucola e del prosciutto magro, di tacchino o di bresaola! So che ci sta bene anche il parmigiano ma per tenerti leggero potresti aggiungere semplicemente delle fettine molto sottili di limone ed una salsetta di yogurt e menta! Ovviamente, se non vuoi mangiare la carne basta eliminarla e aggiungere degli affettati vegani.

Con il secondo pasto puoi impegnati con il salmone al forno con cipolle rosse caramellate e patate dolci, oppure patate dolci al forno ripiene di ceci al curry se preferisci evitare il pesce!

Sei arrivato quasi alla fine della settimana ipocalorica e ormai avrai assimilato il programma: 2 succhi verdi Sirt + 2 pasti completi. Ricordati sempre di rispettare i consigli iniziali riguardo le tempistiche!

Per il primo pasto prova qualcosa di nuovo e divertiti con le uova strapazzate con cavolo e rucola, magari con l'aggiunta di una salsina al curry e curcuma. Un'alternativa vegana potrebbe essere delle barrette di granola e cioccolato fondente.

Per il secondo pasto ti consiglierei un bel piatto di pasta integrale con pesto di rucola e pomodorini secchi!

Ed eccoci giunti all'ultimo giorno della fase ipocalorica. Ripeti ancora una volta: 2 succhi verdi Sirt + 2 pasti completi.

Ormai sono abbastanza sicuro che sarai ferratissimo con le ricette, quindi ti do solo un paio di consigli: che ne pensi di una bowl di quinoa al pesto di basilico e rucola? Altrimenti un bell'hamburger con un uovo in camicia sopra, e ancora una frittata di cavolo e feta o una bistecca al vino rosso e cipolle!

Adesso puoi provare a pesarti: il tuo corpo si sarà abituato a questa settimana e avrà fatto i suoi accorgimenti. Ne è valsa la pena, vero?

Complimenti! Sei arrivato più leggero all'inizio del tuo mantenimento. In questa fase sarà importante tenere alto il quantitativo di Sirtfood che assumi, in maniera tale da indirizzare il corpo verso la parte finale e migliorare il tuo metabolismo.

In questa fase non c'è un limite di calorie entro cui stare: l'importante è imparare a creare delle porzioni bilanciate e con alimenti sani, includendo quindi tutti i cibi Sirt di cui ora sei un esperto. Le quantità dipendono dalla richiesta del tuo corpo e anche in questo momento sei invitato a seguire quello che il tuo organismo chiede, entro i giusti limiti. Ti ricordi quando ti parlavo delle diete della zona blu e lo smettere di mangiare quando sei sazio all'80%? Ecco, anche in questo caso sarebbe meglio seguire questa indicazione!

Una cosa fondamentale è riuscire ad equilibrare bene il menù: la tua dieta dovrà prevedere comunque un grande quantitativo di verdure ma sarà importante dosare le proteine. Non ti limitare alla carne, anzi dove possibile riducila a tre volte alla settimana al massimo, e punta alle uova che sono un'ottima fonte di proteine e vitamine! Anche i legumi sono molto utili per questo scopo, non solo i fagioli!

Un paio di volte o tre alla settimana potrai anche bere del vino rosso, se ti piace, ed accompagnare così il pasto: esistono tantissimi tipi di vino e non è necessario che tu sia un esperto sommelier per sceglierne uno. Puoi decidere di andare sul classico oppure decidere qualcosa di meno alcolico, l'importante è leggere bene l'etichetta: fai attenzione alla presenza o meno di eventuali allergeni aggiunti come i solfiti e l'eventuale presenza di zuccheri.

www.ingramcontent.com/pod-product-compliance
Lightning Source LLC
Chambersburg PA
CBHW060509030426
42337CB00015B/1822